THIS BOOK OF BEAUTIFUL MEMORIES BELONGS TO:

_____

_____

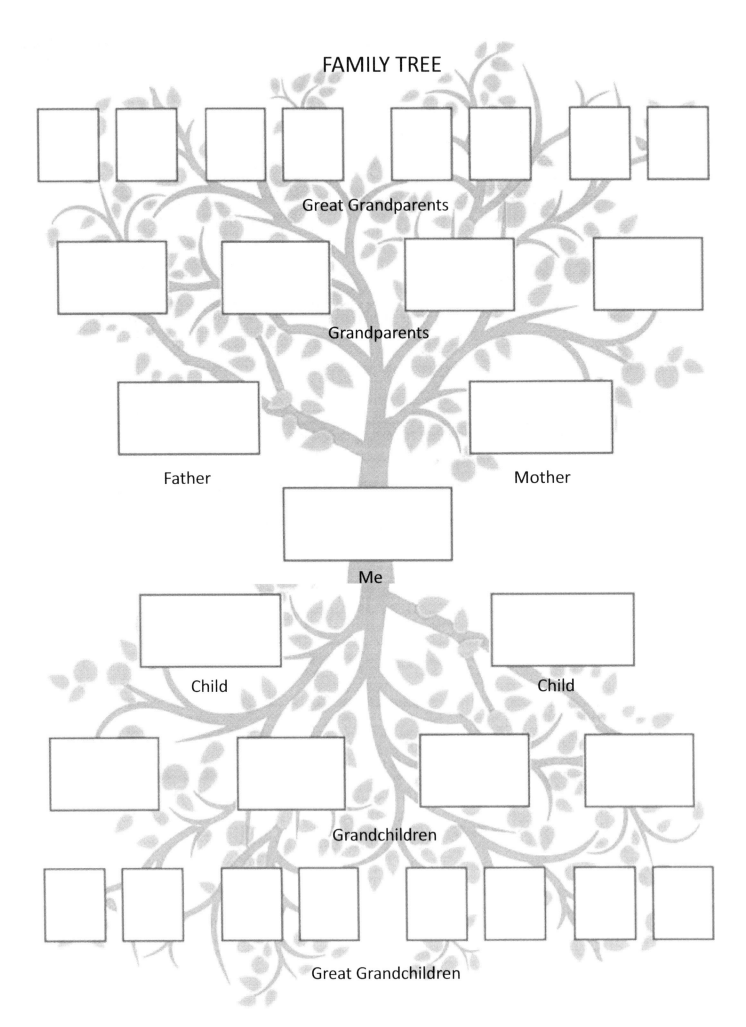

FAMILY TREE

Great Grandparents

Grandparents

Father

Mother

Me

Child

Child

Grandchildren

Great Grandchildren

FAMILY TREE

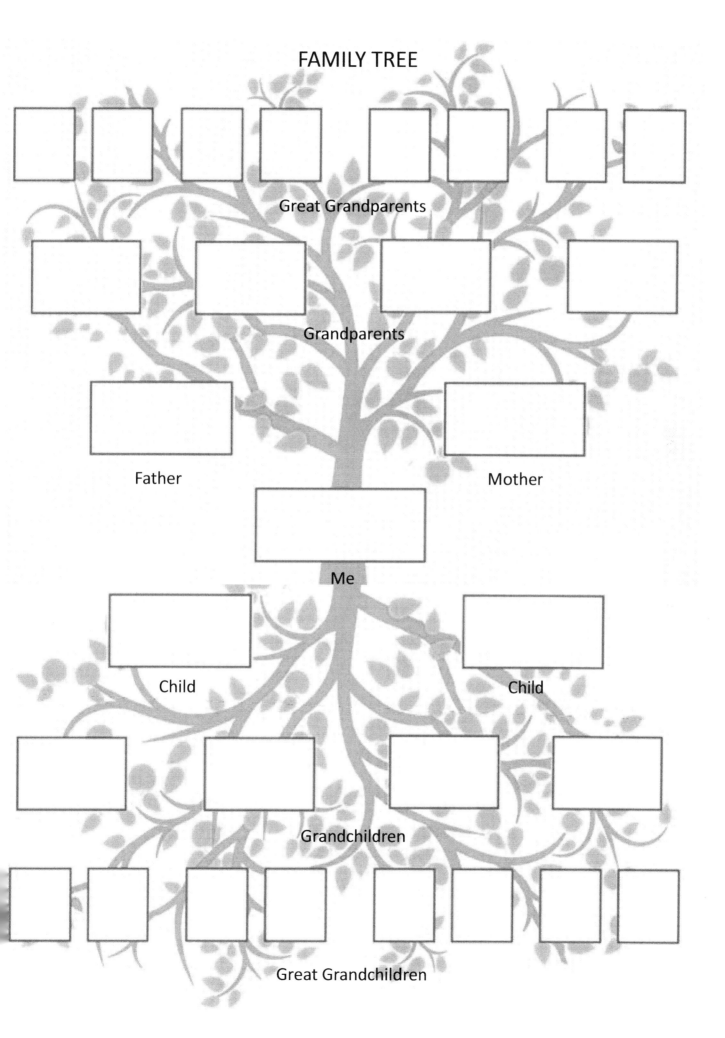

Great Grandparents

Grandparents

Father

Mother

Me

Child

Child

Grandchildren

Great Grandchildren

MUSIC I LOVE

Playlist Title

Dedicated to   Date

Song Name	Artist	Year	Notes

Notes

MUSIC I LOVE

Playlist Title

Dedicated to   Date

Song Name	Artist	Year	Notes

Notes

MUSIC I LOVE

Playlist Title

Dedicated to   Date

Song Name	Artist	Year	Notes

Notes

MEALS THAT I LOVE

MEALS THAT I LOVE

PLACES I LOVE

1. _____
2. _____
3. _____
4. _____
5. _____
6. _____
7. _____
8. _____
9. _____
10. _____
11. _____
12. _____
13. _____
14. _____
15. _____
16. _____
17. _____
18. _____
19. _____
20. _____

Picture Title: _____

Who: _____

Where: _____

When _____

Story: _____

Picture Title: _____

Who: _____

Where: _____

When _____

Story:

Picture Title: _____

Who: _____

Where: _____

When _____

Story: _____

Picture Title: _____

Who: _____

Where: _____

When _____

Story:

Picture Title: _____

Who: _____

Where: _____

When _____

Story: _____

Picture Title: _____

Who: _____

Where: _____

When _____

Story: _____

Picture Title: _____

Who: _____

Where: _____

When _____

Story:

Picture Title: _____

Who: _____

Where: _____

When _____

Story:

Picture Title: _____

Who: _____

Where: _____

When _____

Story:

Picture Title: _____

Who: _____

Where: _____

When _____

Story:

Picture Title: _____

Who: _____

Where: _____

When _____

Story:

Picture Title: _____

Who: _____

Where: _____

When _____

Story: _____

Picture Title: _____

Who: _____

Where: _____

When _____

Story: _____

Picture Title: _____

Who: _____

Where: _____

When _____

Story:

Picture Title: _____

Who: _____

Where: _____

When _____

Story:

Picture Title: _____

Who: _____

Where: _____

When _____

Story: _____

Picture Title: _____

Who: _____

Where: _____

When _____

Story:

Picture Title: _____

Who: _____

Where: _____

When _____

Story:
_____
- -
_____
_____
- -
_____
_____
- -
_____
_____
- -
_____

Picture Title: _____

Who: _____

Where: _____

When _____

Story: _____

Picture Title: _____

Who: _____

Where: _____

When _____

Story:

Picture Title: _____

Who: _____

Where: _____

When _____

Story: _____

Picture Title: _____

Who: _____

Where: _____

When _____

Story:

Picture Title: _____

Who: _____

Where: _____

When _____

Story: _____

Picture Title: _____

Who: _____

Where: _____

When _____

Story:

Picture Title: _____

Who: _____

Where: _____

When _____

Story:

Picture Title: _____

Who: _____

Where: _____

When _____

Story:

Picture Title: _____

Who: _____

Where: _____

When _____

Story:

Picture Title: _____

Who: _____

Where: _____

When _____

Story: _____

Picture Title: _____

Who: _____

Where: _____

When _____

Story: _____

Picture Title: _____

Who: _____

Where: _____

When _____

Story:

Picture Title: _____

Who: _____

Where: _____

When _____

Story:

Picture Title: _____

Who: _____

Where: _____

When _____

Story:

Picture Title: _____

Who: _____

Where: _____

When _____

Story:

Picture Title: _____

Who: _____

Where: _____

When _____

Story:

Picture Title: _____

Who: _____

Where: _____

When _____

Story: _____

Picture Title: _____

Who: _____

Where: _____

When _____

Story:

Picture Title: _____

Who: _____

Where: _____

When _____

Story:

Picture Title: _____

Who: _____

Where: _____

When _____

Story:

Picture Title: _____

Who: _____

Where: _____

When _____

Story: _____

Picture Title: _____

Who: _____

Where: _____

When _____

Story:

Picture Title: _____

Who: _____

Where: _____

When _____

Story: _____

Picture Title: _____

Who: _____

Where: _____

When _____

Story:

Picture Title: _____

Who: _____

Where: _____

When _____

Story: _____

Picture Title: _____

Who: _____

Where: _____

When _____

Story:

Picture Title: _____

Who: _____

Where: _____

When _____

Story: _____

Picture Title: _____

Who: _____

Where: _____

When _____

Story:

Picture Title: _____

Who: _____

Where: _____

When _____

Story: _____

_____

_____

_____

_____

_____

_____

_____

_____

_____

Picture Title: _____

Who: _____

Where: _____

When _____

Story:

Picture Title: _____

Who: _____

Where: _____

When _____

Story:

Printed in Great Britain
by Amazon

35145566R00034